药学类 专业实验教学指导丛书

Medicine

药理学实验指导

主　编　赵小玲
参　编　赵云峰　文董娃

重庆大学出版社

内容提要

本书根据药理学实验大纲、实验考试大纲的基本要求和课程特点编写而成。全书涵盖了药理学教学中的各个实验(总论、传出神经系统、中枢神经系统、心血管系统、激素类及相关药物、抗生素等相关实验),内容包括实验基本知识、操作过程、结果讨论及处方分析、实验报告等。附录有常用实验动物的选择与饲养管理、药理学实验教学大纲和实验考试大纲等相关内容。本书充分体现"思想性、科学性、启发性、实用性"的原则,注重理论与实践的有机结合,为合理用药及用药指导奠定基础。

图书在版编目(CIP)数据

药理学实验指导 / 赵小玲主编. -- 重庆:重庆大学出版社,2022.7

(药学类专业实验教学指导丛书)

ISBN 978-7-5689-3325-4

Ⅰ. ①药… Ⅱ. ①赵… Ⅲ. ①药理学—实验—医学院校—教学参考资料 Ⅳ. ①R965.2

中国版本图书馆 CIP 数据核字(2022)第 091927 号

药理学实验指导

主　编　赵小玲

策划编辑:范　琪

责任编辑:陈　力　　版式设计:范　琪

责任校对:王　倩　　责任印制:张　策

*

重庆大学出版社出版发行

出版人:饶帮华

社址:重庆市沙坪坝区大学城西路 21 号

邮编:401331

电话:(023) 88617190　88617185(中小学)

传真:(023) 88617186　88617166

网址:http://www.cqup.com.cn

邮箱:fxk@cqup.com.cn (营销中心)

全国新华书店经销

重庆华林天美印务有限公司印刷

*

开本:787mm×1092mm　1/16　印张:5.25　字数:147 千

2022 年 7 月第 1 版　2022 年 7 月第 1 次印刷

印数:1—4 000

ISBN 978-7-5689-3325-4　定价:19.00 元

药学类专业实验教学指导丛书
编写说明

“药学类专业实验教学指导丛书”坚持现代职业教育改革方向，体现高等职业教育特色，以技能训练为主线，以岗位需求为导向，以学生就业创业能力培养为核心，依据最新修订的药学专业人才培养方案、专业核心课程的课程标准、实验大纲、考试大纲，结合全国高职高专药学类专业教材及实验教学的现状与发展需求，组织相关教师悉心编写而成。

本套教材共8册，主要供药学类相关专业实验教学、技能训练使用，力求优化专业实验教学全过程，努力提高技能水平。重点突出以下特点：

1. **适应发展需求，体现专业特色**。考虑药学行业对技术技能型人才的需求，结合职业教育快速发展的实践经验，编写内容注重培养学生的专业技能、科学素质和职业能力，帮助学生培养创新思维，提高创新能力、实践能力和解决问题的能力，充分调动学生学习的主动性、积极性，训练学生的实践设计能力、实际操作能力、分析判断能力和团结协作能力，突出专业特色。

2. **精选实验项目，理论联系实际**。紧扣课程标准及最新版规划教材，围绕实验大纲和考试大纲，总结实验教学经验，精选实验项目和实验内容，理论联系实际，具有很强的可操作性。

3. **加强学习指导，优化实验过程**。实验指导包括实验准备（预习指导、实验预试、用品准备等）、实验指导（仪器用品选择、操作指导、记录指导）、实验整理（用品整理、实验小结、完成报告）、实验评价（实验技能测试评价、实验报告评价、实验考核）等，力求实现理实一体化。

4. **设计表格模块，创新编写形式**。在保持实验主体内容的基础上，表格化设计了“实验预习、预试”“实验用品准备”“实验过程（内容、操作、记录）”等模块，并附有实验报告，强化实验全程的指导和引领，帮助学生理清思路，体现“做中教，做中学”的现代职业教育理念，有“会操作、能思考、善总结”的职业风范，提高学生分析和解决问题的能力。

5. **对接技能大赛，规范操作技能**。结合课程技能操作要求，各实验指导附有综合实训技能测试与评价（或中药传统技能竞赛方案），既可作为学生基本技能训练的操作指南，规范操作，提高能力，增强岗位竞争力，又可作为测试标准，用于评价技能水平。

本实验指导丛书编写过程中参阅并引用了部分教材、有关著作和大量实践资料，从中借鉴了许多有益的内容，在此向原作者及出版社深表敬意和感谢！同时，有关药学部门、药品生产企业及大专院校同仁提出了宝贵意见和建议，全体编者以高度负责、严谨认真的态度为编写工作付出了大量心血，药学教学部领导及药学教研室对编写工作的顺利进行给予了大力支持，在此一并表示衷心感谢！在今后的教学使用过程中，欢迎师生提出宝贵意见和建议，以便及时更正并修改完善。

甘肃中医药大学定西校区
药学教研室

前言

药理学实验教学着力于验证药物作用，培养学生的动手能力及观察、分析、解决问题的能力。其目的在于理论联系实际，验证理论，丰富学生的感性知识，巩固基本理论知识；熟练掌握药理学基本实验操作，熟悉实验的一般知识，学会实验常用动物的捉拿及给药方法；正确观察药物的作用及影响药物作用的因素，掌握实验室常见问题的处理方法；养成实事求是、学风严谨的良好素质。

药理学实验指导针对课程内容设置了13个实验操作项目，共计16学时。操作实验活动由实验准备、实验预习、实验指导、实验操作、分析总结、评价等几部分组成。实验项目主要有：实验动物的捉持法和给药法、药物剂量对药物作用影响、不同给药途径对药物作用影响、传出神经药对平滑肌的作用、苯巴比妥的抗惊厥作用、乙醚麻醉作用、氯丙嗪的镇静和降温作用、热板法测试颅痛定的镇痛作用、扭体法测试安痛定的镇痛作用、药物的抗炎作用（足肿胀法）及药物的抗炎作用（耳片法）、枸橼酸钠的抗凝血作用、链霉素的毒性反应及其解救等。实验技能测评依据药理学课程标准，结合执业药师考试及药学专业相关资格考试，通过综合考核来评价学生是否掌握药理学的基本理论、基本知识和基本技能，能否对常用药物合理应用进行检测，实验部分通过实验操作、实验报告和理论考试等多种形式对学生的职业素养、专业知识和技能进行综合考评。

编　者

2022年2月

目录

实验基础知识

附录

实验基础知识

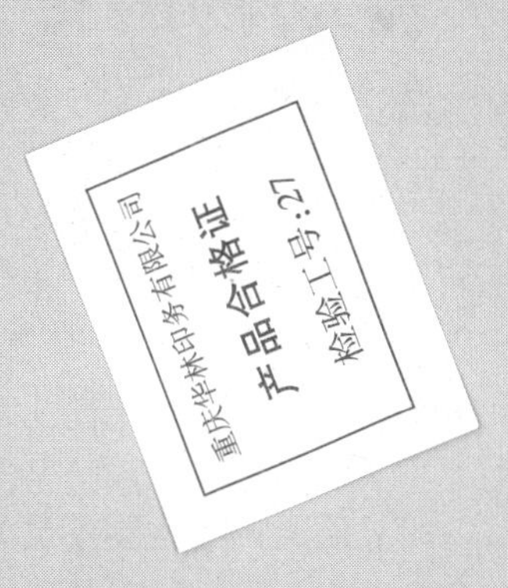

实验 1
实验动物的捉持法和给药法

实验学时:1 学时

一、实验目的

结合实验内容逐步学会常用实验动物的捉持和给药方法。

二、常用实验动物的捉持法

1. 小鼠

(1)双手法

右手提鼠尾,放在鼠笼盖或其他粗糙面上,向后方轻拉鼠尾,使小鼠前肢固定在粗糙面上。迅速用左手拇指和食指捏其双耳间颈背部皮肤,无名指、小指和掌心夹其背部皮肤和尾部,便可将小鼠牢固捉持[图 1-1(a)]。

(2)单手法

小鼠置于笼盖上,首先用右手食指和拇指抓住鼠尾,后手掌尺侧和小指夹住鼠尾,然后左手拇指与食指捏住颈部皮肤[图 1-1(b)]。

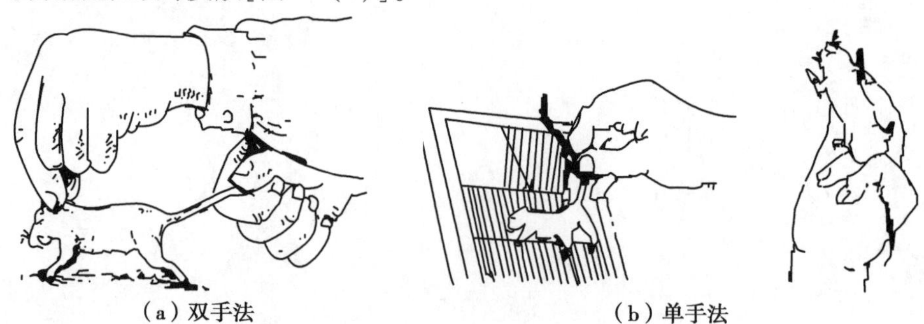

(a)双手法　　(b)单手法

图 1-1　小鼠的捉持方法

2. 大鼠

大鼠容易激怒,捉持时左手应戴防护手套或用厚布盖住大鼠,先用右手抓住鼠尾,再用左手拇指和食指握住头部,其余手指与手掌握住背部和腹部(图 1-2)。不要用力过大,切勿捏其颈部,以免窒息致死。

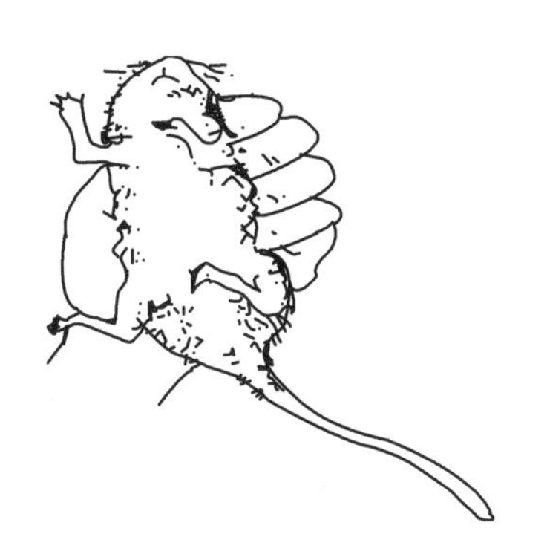

图 1-2　大鼠的捉持方法

3. 家兔

一只手抓住兔颈背部皮肤，将兔轻轻提起，另一只手托住臀部，使兔呈蹲坐姿势（图 1-3）。切不可用手握持双耳提起兔子。

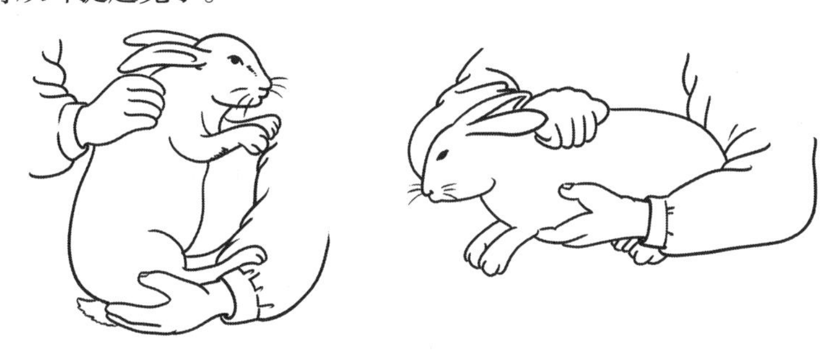

图 1-3　家兔的捉持方法

4. 豚鼠

豚鼠性情温和，可用手直接从背侧握持前部躯干。体重小者用一只手捉持，体重大者宜用双手，用另一只手托住臀部（图 1-4）。

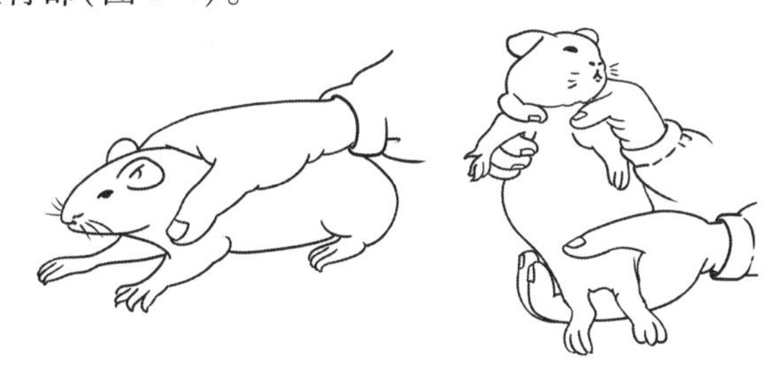

图 1-4　豚鼠的捉持方法

5. 猫

猫较为温顺，可用一只手捉住猫的颈部皮肤，另一只手托起四肢部抱起（图 1-5）。对凶暴猫，可将手慢慢伸入笼内，轻抚猫的背、头、颈部。一只手抓住猫的颈部，取出笼外，另一只手捉住从背到腰部的皮肤。当猫不允许手接触其皮肤时，可用皮手套或用网捉拿。

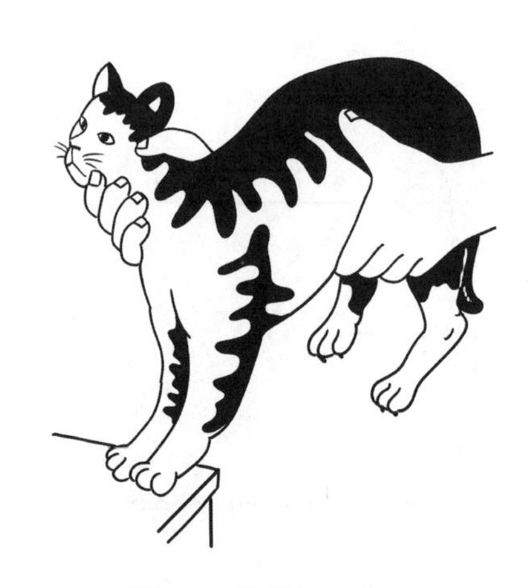

图 1-5　猫的捉持方法

6. 犬

驯服的狗可戴上特制嘴套，用绳带固定于耳后颈部；凶暴的狗可用长柄捕狗夹钳住狗的颈部，然后套上嘴套。狗嘴也可用绳带固定，操作时先将绳带绕过狗嘴的下颌打结，再绕到颈后部打结，以防绳带滑落。狗麻醉后将其四肢固定于手术台上，取下嘴套或绳带，将一金属棒经两侧嘴角，穿过口腔压于舌上，再用绳带绕过金属棒绑缚狗嘴，并固定于手术台上。应将狗舌拉出口腔，以防窒息。

三、常用实验动物给药法

1. 小鼠

(1)灌胃法(po)

左手捉持小鼠，腹部朝上，右手持灌胃管经口角插入口腔，使灌胃管与食管成一直线，再沿上颚壁缓慢插入食管，稍感有阻力时(大约灌胃管插入 1/2)如动物安静、呼吸无异常，即可注入药液。如遇阻力应抽出灌胃管重新插入，若药液误注气管，小鼠便立即死亡。常用灌胃量为 0.1 ~0.2 mL/10 g 体重。操作宜轻柔，防止损伤食管(图 1-6)。灌胃管可用粗大的注射针头制作，磨钝针尖制成，管长 4 ~5 cm，直径 1 mm，连接于 1 ~2 mL 注射器上即成。

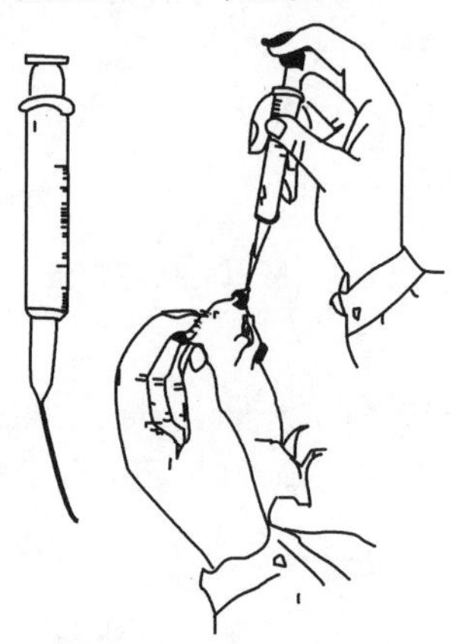

图 1-6　小鼠的灌胃方法

(2)皮下注射法(ih)

一般需两人合作,一人把小鼠头与鼠尾牵向两端并固定,另一人左手提起背部皮肤,右手持注射器刺入皮下,若针头容易向左右摆动即可注入药液。拔针时左手捏住针刺部位,防止药液外漏(图1-7)。一人操作时可把小鼠放在金属网上,左手拉鼠尾,小鼠以其习性向前移动,此时右手持注射器从头端向尾部刺入背部皮下。注药量一般为0.1~0.2 mL/10 g体重。

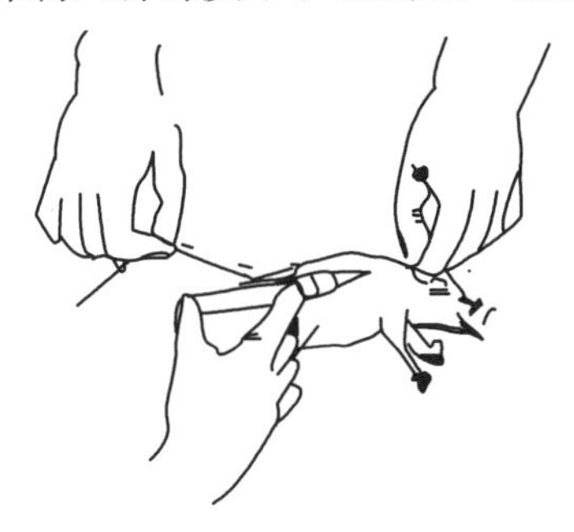

图1-7 小鼠皮下注射法

(3)肌内注射(im)

一人抓住小鼠头部皮肤和尾巴,另一人持连接4号针头的注射器,将针头刺入后腿外侧肌肉。注射量一般不超过0.1~0.2 mL/只。

(4)腹腔注射法(ip)

左手捉持小鼠,腹部向上,右手持注射器自下腹部腹白线稍向左或右的位置,使注射器针头与皮肤呈45°角刺入腹部,当感到有落空感时即可轻轻注入药液(图1-8)。小鼠的一次注射量为0.1~0.2 mL/10 g体重。

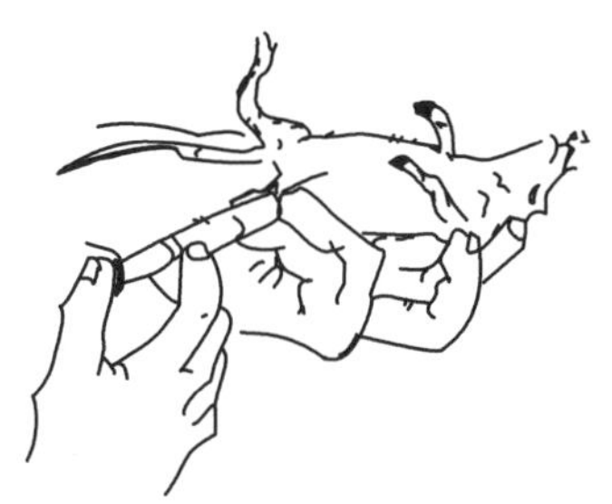

图1-8 小鼠腹腔注射法

(5)静脉注射法(iv)

一般采用尾静脉注射,事先将小鼠和大鼠置于固定的筒内或铁丝罩内,或扣于烧杯内,使尾巴露出,于45~50 ℃温水中浸泡,或用60~100 W电灯泡烘烤,或用75%酒精棉球擦拭,使血管扩张。选择尾巴左右两侧静脉注射,注射时若出现隆起的白色皮丘,说明未注入血管,应重新向尾根部移动注射(图1-9)。小鼠的一次注射量为0.05~0.1 mL/10 g体重。注射完毕后用棉球按压止血。

2. 大鼠

大鼠灌胃(1~2 mL/100 g体重)、皮下注射(小于1.0 mL/100 g体重)、腹腔注射(1~2 mL/100 g体重)及尾静脉注射的操作方法与小鼠相似。

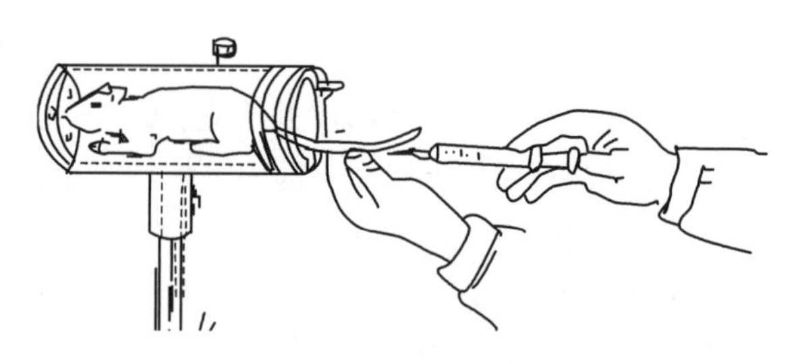

图 1-9 小鼠尾静脉注射法

3. 家兔

(1)灌胃法(po)

需两人合作,一人坐好将兔躯体夹于两腿之间,左手紧握双耳固定头部,右手抓住两前肢固定前身,使兔头稍向后仰;另一人将木或竹制开口器横放于兔口中,压住兔舌,以 8 号导尿管经开口器中央小孔,沿上颚壁慢慢插入食管 15 ~ 18 cm。为避免误入气管,可将导尿管外口端放入清水杯中,无气泡逸出方可注入药液,并应再注入少量清水以保证管内药液全部进入胃内。灌毕,慢慢拔出导尿管取出开口器(图 1-10)。灌胃量一般为 10 mL/kg。如用兔固定箱(或台),可由一人操作。

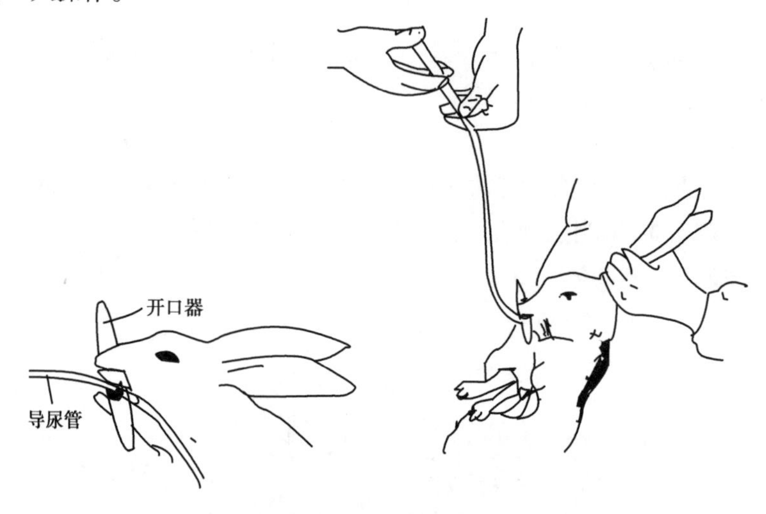

图 1-10 家兔的灌胃方法

(2)静脉注射法(iv)

一般采用耳缘静脉注射。可用酒精棉球涂擦耳部边缘静脉,或用电灯泡烘烤兔耳使血管扩张。以左手指在兔耳下作垫,右手持注射器,针头经皮下进入血管。注射时若无阻力或未发生隆起现象,说明针头在血管内,注射完毕,压住针眼,拔去针头,继续压迫数分钟止血(图 1-11)。注药量一般为 2 mL/kg,等渗液可达 10 mL/kg。

(3)皮下、肌内、腹腔注射与鼠类相似

常用注药量分别 0.5、1.0、5.0 mL/kg。

4. 豚鼠

(1)灌胃法(po)

如用灌胃器,灌胃法与大鼠相同。如用开口器和导尿管,操作方法与兔灌胃法相同。

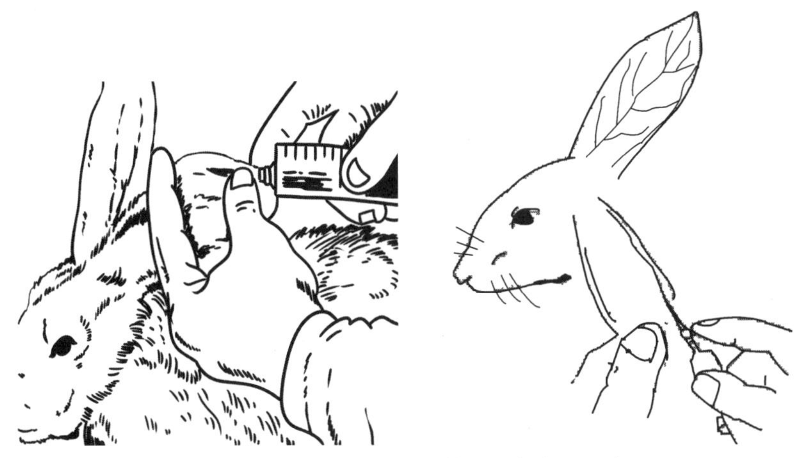

图 1-11　家兔的耳缘静脉注射方法

(2)皮下注射法(ih)

注射部位可选用大腿内侧面、背部、肩部等皮下脂肪少的部位。通常为大腿内侧面注射。一般需两人合作,一人固定豚鼠,一人进行注射。

(3)腹腔注射法(ip)

注射部位同小鼠。

(4)静脉注射法(iv)

一般用前肢皮下头静脉注射,后肢小隐静脉注射也可。接近下部比较容易刺入静脉。注射量一般不超过 2 mL。

5. 犬

(1)腹腔注射

犬被夹住后,用力将犬的颈、头压在地上,提起侧后肢,将药注入腹腔。

(2)静脉注射

可从后肢外侧小隐静脉或前肢皮下头静脉注射。

实验 2

药物剂量对药物作用的影响

实验学时:1 学时

一、实验目的

①观察不同剂量对药物作用的影响。

②练习小白鼠的捉持和腹腔注射法。

二、实验原理

1. 药物量效关系

在一定范围内,药物的效应随药物剂量的增加而增强,但超过一定范围,作用则不会继续增强,反而会产生毒性反应。药物剂量与作用强度关系如图 2-1 所示。

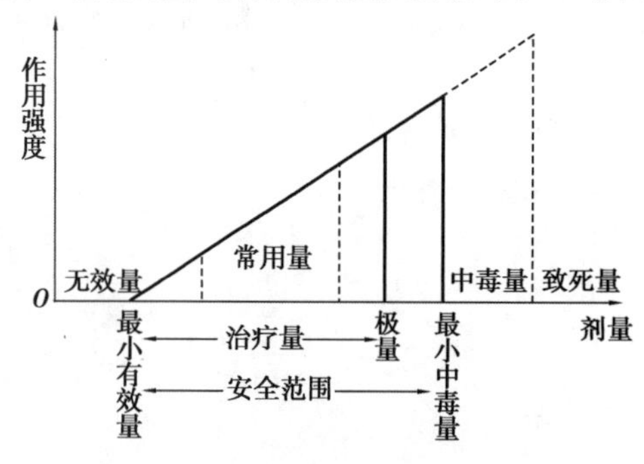

图 2-1　药物剂量与作用强度关系图

2. 水合氯醛的作用

水合氯醛为镇静催眠药,药理作用随剂量不同而发生改变,如图 2-2 所示。

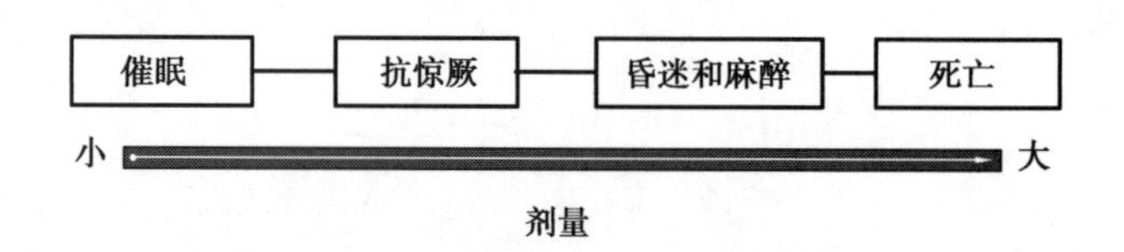

图 2-2　水合氯醛剂量与作用关系图

三、预试、预习

预习

①小鼠的抓取与固定。

②小鼠腹腔注射的操作。

③药物的量效关系。

预试

摸清实验条件,保证成功率。

准备

实验用品。

四、实验用品

仪器设备	药品	动物
电子天平或托盘天平 1 台、1 mL注射器、玻璃钟罩	2%、2.5%、5%水合氯醛溶液,生理盐水、甲紫溶液	小白鼠

五、实验过程

实验内容	实验操作步骤	实验记录
(一)编号称重	取小鼠 4 只,编号、称重,并观察各鼠正常活动情况。	
(二)给药	正常对照小鼠腹腔注射生理盐水 0.1 mL/10 g,其他各鼠分别经腹腔注射 2.5%、5%、10%的水合氯醛溶液 0.1 mL/10 g。	
(三)观察	置于玻璃钟罩中,密切注意先后出现的反应。	

注:本实验也可用 2%水合氯醛溶液 0.05 mL/10 g、0.15 mL/10 g、0.3 mL/10 g 分别腹腔注射。

六、实验注意事项

①实验前必须预习。

②实验过程中做到严谨认真、规范操作、随手记录。

③腹腔注射部位在小白鼠下腹部,切勿进针过深损伤内脏,否则致小白鼠内脏出血而死。

④注射水合氯醛溶液后,小鼠可能出现的反应由轻到重包括活动增加、呼吸抑制、翻正反射减弱或消失、反射亢进、麻醉、死亡等。

⑤比较各鼠所出现反应的严重程度和发生快慢。

七、思考题

①简述药物量反应、质反应的概念和意义。

②药物的剂量对临床用药有何重要意义?

实验 3
不同给药途径对药物作用的影响

实验学时:1 学时

一、实验目的

①观察不同给药途径对药物作用的影响。

②练习小鼠的捉拿法及灌胃给药、皮下注射和腹腔注射法。

二、实验原理

1. 给药途径对药物作用的影响

同一药物,剂量相同而给药途径不同时,药物吸收的程度和速度不同。吸收量的差异导致血药浓度差异,从而影响药物作用强度。吸收速度差异则影响药物的起效快慢。不同给药途径对药物吸收速率的影响顺序为:静脉注射 > 吸入 > 肌内注射 > 皮下注射 > 舌下 > 直肠 > 口服 > 皮肤。

2. 二甲弗林的药理作用

二甲弗林(回苏灵)直接兴奋延髓呼吸中枢并刺激颈动脉体化学感受性反射,提高呼吸中枢对二氧化碳的敏感性,使呼吸加深加快。大剂量可引起动物兴奋、惊厥或死亡。

惊厥过程表现为:竖毛→竖尾→惊厥→强直惊厥→死亡。

三、预试、预习

预习

①小鼠的抓取与固定。

②小鼠灌胃给药的操作。

③小鼠皮下注射的操作。

④小鼠腹腔注射的操作。

预试 摸清实验条件,保证成功率。
准备 实验用品。

四、实验用品

仪器设备	药品	动物
电子天平或托盘天平 1 台、1 mL注射器、灌胃针头、玻璃钟罩	0.04% 盐酸二甲弗林溶液	小鼠 3 只,体重 18 ~22 g,同一性别

五、实验过程

实验内容	实验操作步骤	实验记录
(一)编号称重	取小鼠 3 只,编号、称重,观察其正常活动情况。	
(二)给药	每鼠给药剂量均为 0.2 mL/10 g。甲鼠灌胃给药,乙鼠皮下注射,丙鼠则为腹腔注射。	
(三)观察	仔细观察动物反应,记录各鼠的潜伏期和最终结果。	

六、实验注意事项

①实验前必需预习、写出预习报告。

②实验过程中做到严谨认真、规范操作、随手记录。

③给药剂量和手法要准确。

④惊厥的判断标准必须一致。

七、思考题

简述给药途径与药物作用的关系及其临床意义。

实验 4

传出神经药对平滑肌的作用

实验学时:1 学时

一、实验目的

①观察拟胆碱药、抗胆碱药对瞳孔的作用并分析其作用机制。

②练习家兔的捉拿、滴眼及量瞳方法。

二、实验原理

虹膜内两种平滑肌控制瞳孔的大小:一种是瞳孔括约肌,其上分布有 M 受体,当 M 受体激动后,引起瞳孔括约肌向眼中心方向收缩,瞳孔缩小;另一种是瞳孔开大肌,其上主要分布的是 α 受体,当 α 受体激动时,瞳孔开大肌向眼外周方向收缩,瞳孔扩大。阿托品是 M 受体阻断药,产生扩瞳作用;而毛果芸香碱是 M 受体激动药,激动 M 受体产生缩瞳作用。

对光反射是检查瞳孔功能活动的一种方法。直接对光反射,通常用手电筒直接照射瞳孔并观察其动态反应。正常情况下,当眼受到光线刺激后瞳孔立即缩小,移开光源后瞳孔迅速复原。

三、预试、预习

预习 ①抗胆碱药、拟胆碱药对瞳孔的作用。 ②对光反射。
预试 摸清实践条件,保证成功率。
准备 实验用品。

四、实验用品

仪器设备	药品	动物
剪刀、量瞳尺、1 mL 注射器、兔固定箱(或台)	1%硝酸毛果芸香碱、1%阿托品溶液	家兔

五、实验过程

实验内容	实验操作步骤	实验记录
(一)给药前测量和观察	取健康家兔1只,标记后放入兔固定箱内(或台上),剪去眼睫毛,在自然光线下测量并记录两侧正常瞳孔直径(mm)并记录。用手电筒照射兔眼,观察瞳孔对光反射情况,若瞳孔缩小则说明存在光反射。	
(二)药物滴眼	给药:左眼滴1%硝酸毛果芸香碱3滴,右眼滴1%阿托品溶液3滴。滴眼后用手指按压眼角,使药液在结膜囊内保留1 min。	
(三)给药后测量和观察	15 min后,在同样光照条件下,测量两侧瞳孔大小,并观察瞳孔对光的反射。	

六、实验注意事项

①实验前必需预习、写出预习报告。
②实验过程中做到严谨认真、规范操作、随手记录。
③测量瞳孔勿刺激角膜,否则会影响瞳孔大小。
④滴药时应按压内眦部的鼻泪管,以防药液进入鼻腔,经鼻黏膜吸收。
⑤各眼滴药量要准确,在眼内停留时间要一致,以确保药液充分作用。
⑥给药前后测量瞳孔的条件务必一致,如光线的强度和光源的角度等。
⑦实验动物应一周内未用过眼药。

七、思考题

毛果芸香碱、阿托品对瞳孔的作用有何异同?其作用机制分别是什么?

实验 5

苯巴比妥的抗惊厥作用

实验学时:1 学时

一、实验目的

观察苯巴比妥对尼可刹米所致惊厥的防治作用。

二、实验原理

惊厥系物理、化学或精神性的刺激所引发的全身骨骼肌不自主的强烈收缩,常见于小儿高热、破伤风、癫痫大发作、子痫和中枢兴奋药中毒等。本实验所用的致惊厥药为尼可刹米(中枢兴奋药),用量较大时可致惊厥。小鼠惊厥的表现分阵挛性惊厥和强直性惊厥。阵挛性惊厥时出现弓背跳跃,头部高频率颤动,之后四肢阵挛而倒地。强直性惊厥时出现四肢伸直,身体僵硬。

苯巴比妥是中枢神经抑制药,大剂量时具有明显的抗惊厥作用。其作用机制主要与抑制中枢神经系统单突触和多突触传递,增强中枢抑制性神经递质 γ-氨基丁酸(GABA)介导的 Cl^- 内流和减弱谷氨酸介导的除极相关。

三、预试、预习

预习 苯巴比妥的抗惊厥作用。
预试 摸清实验条件,保证成功率。
准备 实验用品。

四、实验用品

仪器设备	药品	动物
电子天平或托盘天平1台、1 mL注射器3支、玻璃钟罩	2.5%尼可刹米溶液(可拉明)、0.8%苯巴比妥钠、生理盐水	小白鼠

五、实验过程

实验内容	实验操作步骤	实验记录
(一)称重编号	取小白鼠2只,称体重、编号,置于玻璃钟罩内,观察小鼠正常活动。	
(二)给药	甲鼠腹腔注射0.8%苯巴比妥钠0.2 mL/10 g。乙鼠腹腔注射NS作为对照,0.2 mL/10 g。给药15 min后,两鼠分别腹腔注射2.5%尼可刹米溶液0.2 mL/10 g。	
(三)观察记录	观察并记录两只小鼠是否出现惊厥或者死亡。	

六、实验注意事项

①实验前必需预习、写出预习报告。
②实验过程中做到严谨认真、规范操作、随手记录。
③剂量要准确,时间掌握好。
④给药后应保持室内安静,避免刺激实验动物。
⑤腹腔注射部位在小白鼠下腹部,切勿进针过深损伤内脏,避免小白鼠内脏出血而死。

七、思考题

尼可刹米、苯巴比妥钠药理作用和临床应用分别是什么?

实验 6

乙醚麻醉作用

实验学时:1 学时

一、实验目的

掌握乙醚的麻醉方法。

二、实验原理

全身麻醉药(简称全麻药),是一类作用于中枢神经系统、能可逆性地引起意识、感觉(特别是痛觉)和反射消失的药物。根据给药方式,全麻药可分为吸入麻醉药和非吸入麻醉药两类。乙醚属于吸入麻醉药,麻醉作用弱,骨骼肌松弛强,可用于中小手术或实验动物等全麻。可用开放式、半封闭或封闭式的呼吸吸入法。因其诱导期与苏醒期均长,易发生意外,临床现已少用。

三、预试、预习

预习 乙醚的麻醉作用。
预试 摸清实践条件,保证成功率。
准备 实验用品。

四、实验用品

仪器设备	药品	动物
脱脂棉、玻璃钟罩	乙醚	小白鼠

五、实验过程

实验内容	实验操作步骤	实验记录
乙醚麻醉作用	取小白鼠1只。观察小鼠正常活动、痛觉反射、肌张力反射、翻正反射，以翻正反射消失作为麻醉指标。 将浸有乙醚的棉球和小鼠一起放入玻璃钟罩中，记录开始吸入乙醚的时间，观察小白鼠的活动情况。待小鼠麻醉后（翻正反射消失），立即从玻璃钟罩中取出，并重复观察各项情况并记录。	

六、实验注意事项

①实验前必需预习、写出预习报告。

②实验过程中做到严谨认真、规范操作、随手记录。

③放入玻璃钟罩后应密切观察，麻醉的小鼠应及时取出，避免吸入过量的乙醚，影响实验结果。

七、思考题

乙醚麻醉的特点是什么？

实验 7
氯丙嗪的镇静和降温作用

实验学时:1 学时

一、实验目的

观察氯丙嗪的镇静和降温作用,并掌握其降温特点。

二、实验原理

恒温动物具有完善的体温调节机制,在外界环境温度改变时,体温调节中枢通过调节产热过程和散热过程维持体温的相对恒定。主要的体温调节中枢在下丘脑,体温调节调定点为规定数值,当体温偏离此规定数值,反馈系统会将偏离信息输送到控制系统,经过对受控系统的调整来维持体温的恒定。

氯丙嗪通过抑制下丘脑体温调节中枢而使体温调节失灵,从而使体温随环境温度变化而升降。在低温环境中,可临床使用氯丙嗪配合某些中枢抑制药进行人工冬眠疗法,用于严重感染、中毒性高热、甲状腺危象等危急病症的辅助治疗。

三、预试、预习

预习 ①氯丙嗪对体温调节的影响。 ②电子体温计的使用。
预试 摸清实践条件,保证成功率。
准备 实验用品。

四、实验用品

仪器设备	药品	动物
冰箱、电子天平或托盘天平1台、1 mL注射器、电子体温计	0.08%盐酸氯丙嗪溶液、生理盐水、凡士林	小白鼠

五、实验过程

实验内容	实验操作步骤	实验记录
(一)称重编号	取小白鼠4只,称重编号,在室温下观察各鼠的一般活动状态。用凡士林涂擦电子体温计的前端,插入肛门约0.5 cm,置留3 min,测定正常体温,每只测定2次,取平均值。	
(二)给药	1号、2号两鼠腹腔注射0.08%盐酸氯丙嗪溶液0.1 mL/10 g。3号、4号两鼠腹腔注射生理盐水0.1 mL/10 g。	
(三)观察记录	用药后将1号、3号鼠置冰箱中,记录冰箱温度,2号、4号鼠放室温环境中。30 min后各测一次体温,并观察小鼠的活动,记录各项结果。	

六、实验注意事项

①实验前必需预习、写出预习报告。

②实验过程中做到严谨认真、规范操作、随手记录。

③室温会影响实验结果,必须在30 ℃以下进行实验。

④无冰箱时,可在大盆中放入冰块形成局部低温环境进行实验。

⑤测量体温时,须固定好小白鼠,勿使其过度骚动。每只小鼠最好固定用同一支电子体温计,且每次插入深度和时间要一致。

七、思考题

氯丙嗪镇静和降温的机制、特点和临床意义是什么?

实验 8

热板法测试颅痛定的镇痛作用

实验学时:2 学时

一、实验目的

掌握热板法测试镇痛药物的镇痛作用。

二、实验原理

1. 热板法

利用一定的温度刺激动物躯体的某一部位以产生疼痛反应。把小鼠放在事先加热到 55 ℃的金属盘上,以舔后足为"疼痛"反应指标,以产生痛反应所需的时间为痛阈值。通过测定给药前后痛阈值的变化而反映药物的镇痛作用。

2. 颅痛定的镇痛作用

颅痛定为四氢帕马汀(左旋),具有良好的镇痛作用,并伴有镇静、安定和催眠作用,进入中枢后优先阻滞脑内 DA 受体最丰富的脑区的 D_2受体亚型,然后通过这些神经核与下丘脑弓状核发生神经连接,由此与内啡肽中央导水管灰质内源性抗痛系统相联系,加强脑干部位的抗痛功能,并抑制脊髓背角水平的致痛信息进入脑内,增强阿片肽的功能,最终达到镇痛目的。

三、预试、预习

预习 ①热板法操作。 ②颅痛定的镇痛作用。
预试 摸清实验条件,保证成功率。
准备 实验用品。

四、实验用品

仪器设备	药品	动物
电子天平或托盘天平1台、1 mL注射器、热板仪	0.2%颅痛定混悬液、生理盐水	雌性小白鼠

五、实验过程

实验内容	实验操作步骤	实验记录
(一)仪器准备	将智能热板仪温度设定为55 ℃,仪器升温至设定值后,开始试验。	
(二)动物选取	取雌性小鼠若干只,逐一将小鼠置热板仪上,按下计时开关(T)记录时间。观察小鼠对热刺激的反应,以小鼠舔后足作为痛觉指标,一旦出现舔后足动作,再次按下计时开关停止计时,立即将鼠取出。5 min后重新测试,如果两次痛觉反应均发生在5~30 s,则为合格。对痛觉过分敏感或迟钝及喜跳窜小鼠,应弃去。将合格鼠两次正常痛觉反应时间的均数算作给药前的平均痛觉反应时间(即痛阈值)。 挑选合格的小鼠4只称重、标号,分成两组。	
(三)给药	甲组鼠:腹腔注射0.2%颅痛定混悬液0.15 mL/10 g。 乙组鼠:腹腔注射生理盐水0.15 mL/10 g。	
(四)观察记录	在给药后第15 min、30 min、45 min、60 min各测痛觉反应1次。在测试中,如60 s内无痛觉反应,应立即取出,并以60 s计。观察两鼠给药前后的表现,并仔细记录观察结果。 痛阈提高百分率 $=\frac{\text{给药后痛觉反应时间}-\text{给药前痛觉反应时间}}{\text{给药前痛觉反应时间}}\times 100\%$	

六、实验注意事项

①热板法小鼠个体差异较大,应选择痛阈值为 5～30 s 的实验动物,凡特别喜跳跃的小鼠应淘汰。

②实验应选择雌性小鼠,因雄性小鼠在遇热时睾丸下降,阴囊触及热板反应过敏,易致跳跃而影响实验准确性。

③室温以 15～20 ℃为宜。

④作用较弱的镇痛药此法不太敏感。

七、思考题

颅痛定的镇痛特点是什么?

实验 9

扭体法测试安痛定的镇痛作用

实验学时:1 学时

一、实验目的

观察药物的镇痛作用,掌握小鼠扭体法实验方法。

二、实验原理

小鼠腹腔注射一定容积和浓度的化学物质(如醋酸、酒石酸锑钾、缓激肽、钾离子等),由于刺激腹膜而致小鼠出现腹部收缩内凹、躯干与后肢伸张、臀部高举等行为反应,称为扭体反应。镇痛药可抑制这种反应。

三、预试、预习

预习 安痛定的镇痛作用。
预试 摸清实践条件,保证成功率。
准备 实验用品。

四、实验用品

仪器设备	药品	动物
电子天平或托盘天平1台、1 mL注射器3支、苦味酸1瓶、棉签1根	0.7%冰醋酸溶液、安痛定注射液、生理盐水	小白鼠

五、实验过程

实验内容	实验操作步骤	实验记录
(一)称重编号	取体重18～22 g的健康小白鼠4只,称重,编号。分成两组,观察一般活动。	
(二)造模给药	甲组各鼠:腹腔注射安痛定注射液0.1 mL/10 g。 乙组各鼠:腹腔注射生理盐水0.1 mL/10 g,作为对照。 给药15 min后,各鼠腹腔注射0.7%冰醋酸溶液0.1 mL/10g。	
(三)观察记录	记录小鼠出现疼痛的时间(潜伏期),疼痛潜伏期超过15 min以15 min记录。记录给致痛剂后15 min内产生扭体反应(腹部收缩内凹、躯干与后肢伸张、臀部高举)的次数。 扭体反应次数减少百分率 $= \frac{\text{对照组扭体反应次数}-\text{实验组扭体反应次数}}{\text{对照组扭体反应次数}} \times 100\%$	

六、实验注意事项

①0.7%冰醋酸溶液(也可用1%酒石酸锑钾溶液)宜新鲜配制。

②室温宜恒定于20 ℃,过高或过低均不易发生扭体反应。

七、思考题

如何通过疼痛模型来研究疼痛生理及筛选镇痛药物?

实验 10

药物的抗炎作用(足肿胀法)

实验学时:2 学时

一、实验目的

①熟悉致炎物质致大鼠后肢足跖炎症性肿胀模型制作方法。
②了解糖皮质激素的抗炎作用。

二、实验原理

鲜蛋清等致炎物质被注入大鼠后肢足跖后,可引起局部血管扩张、通透性增强、组织水肿等炎症反应,最后致足跖体积变大。糖皮质激素通过抑制炎症产生的多个环节,从而避免致炎物质的致炎作用。

三、预试、预习

预习
糖皮质激素的抗炎作用。
预试
摸清实验条件,保证成功率。
准备
实验用品。

四、实验用品

仪器设备	药品	动物
大鼠固定器 1 台、1 mL 注射器 3 支、足趾容积测量仪、苦味酸 1 瓶、棉签 1 根	10% 鲜蛋清、0.5% 氢化可的松溶液、生理盐水	雄性大鼠 2 只

五、实验过程

实验内容	实验操作步骤	实验记录
(一)称重编号	取大鼠 2 只,称重,做好标记。	
(二)给药	一只大鼠腹腔注射生理盐水 0.3 mL/100 g;另一只腹腔注射 0.5% 氢化可的松溶液 0.3 mL/100 g。	
(三)鲜蛋清致炎	在鼠足某处用记号笔画线作为测量标线,将鼠足缓缓放入测量筒内,当水平面与鼠足上的测量标线重叠时,踏动脚踏开关,记录足趾容积,为正常值。 固定大鼠,待两鼠注射药物 30 min 后,分别从右后足掌心向踝关节方向皮下注射 10% 鲜蛋清 0.1 mL/只。	
(四)观察记录	在注射致炎物后的 15 min、30 min、45 min 分别测量足趾容积。 计算足跖肿胀度及肿胀率: 肿胀度 = 致炎后的足趾容积 − 致炎前足趾容积 $肿胀率 = \frac{致炎后的足趾容积 - 致炎前足趾容积}{致炎前足趾容积} \times 100\%$	

六、实验注意事项

①抗炎实验中动物性别的选择:雄性。
②测定大鼠足体积时,选定统一测量位置(大鼠足外踝关节突起)。
③10% 鲜鸡蛋清溶液须在临用前配制。
④体重 120 ~ 150 g 的雄性大鼠对致炎剂最敏感,肿胀度高,差异性小。
⑤测量时,应固定 1 人完成所有测量任务。
⑥注射致炎剂时注意药液勿外漏。

七、思考题

氢化可的松的抗炎作用原理是什么?

实验 11

药物的抗炎作用(耳片法)

实验学时:2 学时

一、实验目的

①熟悉二甲苯致大鼠耳部炎症性肿胀模型制作方法。
②了解糖皮质激素的抗炎作用。

二、实验原理

化学刺激物可致动物急性炎症:毛细血管扩张,渗出增加,出现局部肿胀,质量改变。通过比较给药前后动物局部肿胀程度的变化,可观察药物的抗炎作用。

三、预试、预习

预习 糖皮质激素的抗炎作用。
预试 摸清实验条件,保证成功率。
准备 实验用品。

四、实验用品

仪器设备	药　品	动　物
电子天平 1 台 称量纸 1 张 打孔器 1 支 眼科镊 1 把 打孔垫 1 个 手术剪 1 把 1 mL 注射器 3 支 苦味酸 1 瓶 棉签 1 根	0.1% 地塞米松 二甲苯 生理盐水	雄性小鼠 4 只

五、实验过程

实验内容	实验操作步骤	实验记录
(一)称重编号	取雄性小鼠 4 只,称重,做好标记,分成 2 组。	
(二)给药	甲组鼠:腹腔注射 0.1% 地塞米松 0.1 mL/10g。 乙组鼠:腹腔注射生理盐水 0.1 mL/10g。	
(三)二甲苯致炎	给药 30 min 后,用二甲苯 0.05 mL 均匀涂抹每只鼠的右耳内外两面。	
(四)观察记录	涂抹 45 min 后,小鼠脱臼处死,分别用打孔器取相同部位左右耳片,电子天平称重。 计算耳片肿胀度及肿胀率: 肿胀度 = 右耳质量 - 左耳质量 肿胀率 = 左耳质量 ×100%	

六、实验注意事项

①小鼠耳部滴加二甲苯时,正反面均匀涂抹,避免滴入耳部内。
②小鼠左右耳打耳片位置需统一(耳部中间部位)。

七、思考题

如何通过炎症模型来研究炎症生理及筛选抗炎药物?

实验 12
枸橼酸钠的抗凝血作用

实验学时:1 学时

一、实验目的

观察枸橼酸钠的体外抗凝血作用。

二、实验原理

枸橼酸钠通过枸橼酸根离子与血液中的 Ca^{2+} 形成难以解离的可溶性络合物,使血液中的 Ca^{2+} 浓度降低而发挥抗凝作用。体内给药时,因在肝脏迅速氧化而失去结合 Ca^{2+} 的能力,因此枸橼酸钠只能在体外发挥抗凝作用。

三、预试、预习

预习 ①耳缘静脉取血法。 ②枸橼酸钠的抗凝血作用。
预试 摸清实验条件,保证成功率。
准备 实验用品。

四、实验用品

仪器设备	药 品	动 物
试管 试管架 1 mL 注射器 秒表 免固定箱(或台)	4% 枸橼酸钠溶液 生理盐水 酒精	家兔

五、实验过程

实验内容	实验操作步骤	实验记录
枸橼酸钠的抗凝血作用	取试管 2 支,编号。向 1 号试管加入 4% 枸橼酸钠溶液 0.5 mL,2 号试管中加入等量的生理盐水作为对照。 从家兔耳缘静脉抽取血液 2 ~3 mL,给两支试管各加入血样 1 ~1.5 mL,充分混匀。启动秒表计时,以后每隔 30 s 轻轻将试管倾斜一次,观察试管内血液凝固的情况,直到出现血凝为止,记下凝血时间。	

六、实验注意事项

①两支试管的管径大小应相同,清洁干燥。
②耳缘静脉取血时动作要快,以免血液在注射器内凝固。
③兔血加入试管后,要轻柔地混匀,避免振荡。

七、思考题

临床大量输注用枸橼酸钠保存的库血,可能会产生怎样的不良反应?

实验 13

链霉素的毒性反应及其解救

实验学时:1 学时

一、实验目的

观察链霉素的急性中毒症状及氯化钙的解救作用。

二、实验原理

大剂量链霉素能与 Ca^{2+} 产生络合反应,从而抑制 Ca^{2+} 参与的乙酰胆碱释放,阻断突触后膜胆碱受体,产生非去极化型神经肌肉阻滞作用,表现为急性肌肉麻痹,会出现四肢软弱无力、呼吸困难,甚至呼吸停止等毒性反应。钙剂可拮抗此毒性反应。

三、预试、预习

预习

链霉素的神经肌肉阻滞作用。

预试

摸清实验条件,保证成功率。

准备

实验用品。

四、实验用品

仪器设备	药品	动物
电子天平 1 台 1 mL 注射器 玻璃钟罩	5% 氯化钙溶液 7.5% 硫酸链霉素溶液 生理盐水	小白鼠

五、实验过程

实验内容	实验操作步骤	实验记录
(一)称重编号	取小白鼠两只,编号,称重。观察并记录两鼠的正常活动、呼吸、肌张力和翻正反射情况。	
(二)诱导中毒	两鼠均腹腔注射 7.5% 硫酸链霉素溶液 0.1 mL/10 g,观察小鼠上述指标的变化。	
(三)解救	待中毒症状明显后(四肢无力、呼吸困难等),1 号小鼠腹腔注射 5% 氯化钙溶液 0.1 mL/10 g,2 号小鼠腹腔注射等量生理盐水,继续观察两鼠的症状变化。	

六、实验注意事项

①腹腔注射操作要准确,确保将药液注射入腹腔。
②一般注射链霉素 10 min 后毒性反应才出现,并逐渐加重。
③中毒过深可能导致动物死亡,所以应仔细观察、及时救治。

七、思考题

链霉素的不良反应有哪些?临床应用时应如何防范及解救?

附　录

附录 1 常用实验动物的选择与饲养管理

药理学是一门实验性生物医学科学，绝大部分实验都需要用动物来进行。卫生部制订的《医学实验动物管理实施细则》(卫生部令第55号)规定："应用医学实验动物应根据不同的目的，选用相应的合格医学实验动物，并需具有相应级别合格的动物实验条件。"国家科学技术委员会制订的《实验动物管理条例》将实验动物分为四级："一级，普通动物；二级，清洁动物；三级，无特定病原体动物；四级，无菌动物"。后文还规定"一级的普通动物只能用于教学实验和某些科研工作的预试验，卫生部级课题及研究生毕业论文等科研实验必须应用二级以上的医学实验动物"。各种动物固然有不同的特性，同一种动物也可因质量的差异而性能不同。为了获得可靠效果，进行药理研究时必须选用符合要求的动物，而为了能取得优良动物，又必须做好动物的饲养与管理。

一、实验动物的选择

(一)动物种属的选择

动物对药物的反应具有种属差异性。一般在分类上与人类接近的动物对药物的反应性也与人类接近。如研究药物对高级神经活动的影响，常选用猴和狗。但是也并非一切的药理实验都需要用高等哺乳动物来做，不同的动物有各自不同的用处。例如心肌对传出神经药物的反应，各种动物基本相似，从经济上考虑，以先用蛙心进行试验为宜。观察药物的变态反应时，豚鼠比狗和猴更为合适。而氯霉素引起再生障碍性贫血的反应则只有鸭子才能复制。现将各种常用实验动物的特点及其在药理学实验中的应用作一简介。

1. 青蛙和蟾蜍

容易获得，也容易饲养，使用比较经济方便。其心脏在离体条件下可以有节律地搏动很久，常用来研究药物对心脏的作用。其坐骨神经腓肠肌标本可用来观察药物对周围神经或神经肌肉接头的作用，用于局麻药和肌松药的研究。蛙的腹直肌标本还可用于鉴定乙酰胆碱和箭毒类药物的作用。

2. 小鼠

小鼠体形小，便于大量繁殖和饲养，是需用大量动物进行实验时的首选动物。如半数致死量测定和各类药的初筛等。小鼠的生育能力强，妊娠期短，因而是研究生殖药理和毒理时的适用动物。通过移植和化学物质诱导可使小鼠发生肿瘤，故可用于抗肿瘤药的筛选与药物的致癌性研究。小鼠还可以感染疟疾、血吸虫病和多种人类致病菌，常用于这些疾病的实验治疗。

3. 大鼠

大鼠与小鼠相似，但其体形较大，在有些实验中使用更为方便。例如可用于进行血压实验，甚至进行血流动力学实验等。大鼠对炎症反应比较灵敏，适用于药物的抗炎作用实验。大鼠无胆囊，便于通过胆管插管收集胆汁。大鼠的离体膈神经膈肌标本和离体子宫分别用于神经肌肉接头阻断药和子宫收缩药的生物检定。此外大鼠还是新药长期毒性试验的常规实验动物。

4. 豚鼠

豚鼠易被抗原性物质致敏，对组胺特别敏感，常用来观察药物的致敏作用和筛试抗过敏药。又因其对结核杆菌比较敏感，也用于抗结核药的筛选。离体豚鼠的心脏和回肠分别用于强心苷和传出神经药物的试验。

5. 家兔

家兔容易饲养，比较驯服，有较大的体形，其耳静脉又便于注射给药及采血，为药理实验中用得最多的一种动物。可用于直接记录血压、呼吸，观察药物的作用。家兔的体温比较稳定，故可用于解热药实验与注射液的热源检查。家兔的心脏在离体条件下仍可搏动很久，是观察药物对哺乳类心脏直接作用的合适模型。离体兔耳和兔肠常用于观察药物对血管和肠道平滑肌的作用。家兔皮肤对刺激物的反应接近人，适用于观察药物对皮肤的局部作用。

6. 猫

猫血压比较稳定，用于观察药物对血压的影响比家兔更合适。猫对神经肌肉接头阻断药的反应性与人类接近，是研究新肌松药的常用动物。猫和兔的头形都比较一致（狗的头形个体差异很大），头部表面与脑的各部分有固定的对应关系。需要往脑内插电极来观察脑电活动时，两种动物都常用，但猫脑比兔约大1倍，故更为合适。

7. 狗

狗可以通过训练使其与人合作，因而适用于慢性实验，如条件反射、高血压的实验治疗、用手术做成胃瘘和肠瘘以观察药物对消化道运动和分泌功能的影响等。狗和猫的呕吐反应都很灵敏，常用于试验药物的致吐作用。需要体形较大的动物作实验时也常用狗，如心脏的冠状血管流量测定及血流动力学研究等。进行新药临床前毒性试验时，狗是常规使用的动物。

8. 猴

猴比较昂贵而且难以获得。但它在分类上接近人类，神经系统比较发达，有月经周期，因而在观察药物对高级神经活动和生殖生理的影响及进行新药的临床前毒性观察时仍须使用。

9. 鸽和鸡

鸽子对强心苷的反应个体差异最小，常用于强心苷类药物的生物检定，雏鸡可用于判别神经肌肉接头阻断药的作用类型，阉割的公鸡则用于雄激素作用的观察。

10. 近交系动物

一种动物经过20代以上的兄妹或亲子交配，达到遗传性质的均一性以后，称为近交系动物（俗称纯种动物）。近交系动物的反应个体差异性很小，所获结果的可重复性较高。这对于减少实验动物的用量、提高实验的精确度，具有很大意义。然而近交系动物的繁殖力低，抗病力差，对饲养条件的要求远较普通动物（即远交动物）为高。这给大量供应造成了困难。所以近交系动物只在某些特殊场合（如用615系棕色小鼠做白血病的实验治疗）才使用。在一般情况下，用普通动物进行实验还是比较合适的。这样还可以包括种群中敏感和不敏感的个体。

（二）动物的个体选择

同一种动物在不同的生理条件下，对药物的反应性也可有较大差别。为了减少实验误差，除了须注意动物的种属选择外，还应注意动物个体选择。这方面包括动物的年龄、体重、性别、生理状态和健康状况等。

1. 年龄与体重

进行药理学实验时应根据实验的目的和内容,选用适龄的动物。动物的年龄最好是从其出生日期来推算,在不能确知动物年龄的情况下,则常按其体重作粗略估计。一般成年动物对药物的反应性比较稳定,幼年动物对药物的毒性比较敏感。因而观察药物的各种药理作用多用刚达到性成熟期的动物,进行长期毒性试验时则常用幼小动物。在同一批实验中,各组动物的年龄、体重应尽可能一致(体重相差不宜超过 20%),否则可影响实验结果的可靠性。动物的体重测定须在空腹时进行。

2. 性别

动物对药物的反应性有时还存在性别差异,性激素类药物如此,其他药物也有这种情况。例如 E605 灌胃给药的 LD_{50},雄性大鼠为 30 mg/kg,而雌性大鼠仅 3 mg/kg,所以在实验中应将雌雄动物平均分配于各组,以采用雌雄动物各半为宜。动物的性别鉴别,大动物多无困难,大、小鼠主要根据肛门和生殖孔之间的距离来判断,距离近者为雌,远者为雄。

3. 生理状态

动物的生理状态,如怀孕、哺乳、冬眠等,可以显著地改变药物的反应性。除了观察药物对妊娠及胎儿的影响外,一般不使用怀孕或哺乳的动物,进行慢性实验时必须将雌雄动物分笼饲养。

4. 健康状况

健康动物一般对药物的耐受量比有病的动物大,有病的动物较易中毒或出现异常反应。实验动物是否健康,可以从其外观作初步判断。健康动物的表现为发育正常、肌肉丰满,被毛浓密而有光泽,紧贴体表,眼睛明亮而灵活,无过多的分泌物,肛门周围毛色洁净,食欲良好,反应灵敏,运动活泼等。对于有特殊要求的实验,还需做进一步的功能检查。

二、实验动物的饲养与管理

做好实验动物的饲养与管理,应从以下 3 个方面入手。

1. 房舍条件

实验动物饲育环境应达到建筑设施标准、空气质量标准和环境噪声标准。如饲育普通动物的环境为开放系统,是与外界相通的,送入的全新空气要经中效滤过,传入物品要消毒。中小型动物饲育室进出口不得直接对外,应有缓冲间,要有纱门、纱窗。室内要整洁,无杂物、无污物、无尘,无昆虫等。天花板光洁,能消毒。地面、墙壁平坦光滑,能洗刷。要有自来水和封闭式下水道,要有换气装置。室温年温差应在(24±5)℃,相对湿度 60%±20%。笼具、饲具等应用不易生锈的材料制作,易于清洗和消毒。

2. 合理饲养

应给动物饲喂质量合格的饲料。霉烂、变质、虫蛀、污染的饲料,不得用于喂饲实验动物。直接用作饲料的蔬菜、水果等要经过清洗消毒,并保持新鲜。要根据各种动物的特性投喂适当的饲料。如家兔是食草动物,除喂给精饲料外,一定要喂给适量的青饲料。精饲料有大麦、麸子、玉米皮、豆饼、豆渣等;青饲料为新鲜的蔬菜及青草等。大鼠喜吃湿的蒸饼,可将精饲料按一定成分配制好,做成块状蒸饼喂饲,小鼠喜吃香脆的干饼,可用精饲料烤成小方块干饼喂饲。豚鼠不喜欢吃粒食,应将粒食磨成粉,与精饲料按一定比例配制好,加适量水调和后喂饲。大鼠、小鼠和豚鼠也要喂一定量青饲料。要供给实验动物足量的饮水。一级动物的饮水,应符合城市生活饮水的卫生标准。二、三、四级实验动物的饮水,应当符合城市生活饮水的卫生标准,并经过灭菌处理。狗为肉食动物,要喂给一定量的肉类和谷类、蔬菜等,一般应加以烹调。猴则为素食动物，每天除喂给米饭和面食外，应给一定量的新鲜果品。每天喂饲的次数，兔、豚鼠、狗和猴等通常早晚各一次，大鼠和小鼠每天一次即可。

3. 加强管理

要根据各种动物的特性，安排良好的饲养环境。兔舍应保持通风良好、干燥、温度适宜，夏天要注意降温。大鼠宜放在铁丝或塑料笼内，饲养房间要安静、通风和干燥。小鼠性喜安静、光线较暗的环境，可放在铁皮盒或瓦罐内饲养，夏天也要注意降温。豚鼠需要一定的活动空间，可放在水泥池里饲养，池底铺垫清洁的干草，并尽量避免惊扰。狗舍要建在干燥的向阳处，使之有一个冬暖夏凉的环境。凶猛和病弱的狗宜单间饲养。实验动物的垫料应按不同等级实验动物的需要，进行相应处理，达到清洁、干燥、无毒、无虫、无感染源、无污染。应及时清除排泄物。

实验动物必须按照其种类、品系、来源和实验内容，分开饲养。雌雄动物一般也应分开，以免发生不需要的怀孕。必须随时注意动物的健康情况。发现患病动物须立即将其隔离，并作治疗、处死及环境消毒等适当处理。应为每批动物建立档案，以记录来源、饲养、繁殖、疾病及处置等情况。

附录 2 常用实验动物的一些生理常数

<table>
<tr><th colspan="2">指　标</th><th>小白鼠</th><th>大白鼠</th><th>野兔</th><th>家兔</th><th>猫</th><th>狗</th></tr>
<tr><td colspan="2">适用体重/kg</td><td>0.018～0.025</td><td>0.12～0.20</td><td>0.3～0.5</td><td>1.5～2.5</td><td>2～3</td><td>5～15</td></tr>
<tr><td colspan="2">寿命/年</td><td>1.5～2.0</td><td>2.0～2.5</td><td>5～7</td><td>5～7</td><td>6～10</td><td>10～15</td></tr>
<tr><td colspan="2">性成熟年龄/月</td><td>1.2～1.7</td><td>3～8</td><td>4～6</td><td>5～6</td><td>10～12</td><td>10～12</td></tr>
<tr><td colspan="2">孕期/日</td><td>19～21</td><td>21～24</td><td>65～72</td><td>30～35</td><td>60～70</td><td>58～65</td></tr>
<tr><td colspan="2">平均体温/℃</td><td>37.4</td><td>38.0</td><td>39.5</td><td>39.0</td><td>38.5</td><td>38.5</td></tr>
<tr><td colspan="2">呼吸/(次·min^{-1})</td><td>136～216</td><td>100～150</td><td>100～150</td><td>55～90</td><td>25～50</td><td>20～30</td></tr>
<tr><td colspan="2">心率/(次·min^{-1})</td><td>400～600</td><td>250～400</td><td>180～250</td><td>150～220</td><td>120～180</td><td>100～180</td></tr>
<tr><td colspan="2">血压/kPa</td><td>15.3</td><td>14.7</td><td>10.7</td><td>14/10</td><td>17.3/10</td><td>16.7/9.3</td></tr>
<tr><td colspan="2">血量/(mL·kg^{-1})</td><td>78</td><td>60</td><td>58</td><td>72</td><td>72</td><td>78</td></tr>
<tr><td colspan="2">红细胞/(10^{12}·L^{-1})</td><td>7.7～12.5</td><td>7.2～9.6</td><td>4.5～7.0</td><td>4.5～7.0</td><td>6.5～9.5</td><td>4.5～7.0</td></tr>
<tr><td colspan="2">血红蛋白/(g·L^{-1})</td><td>100～190</td><td>120～175</td><td>110～165</td><td>80～150</td><td>70～155</td><td>110～180</td></tr>
<tr><td colspan="2">血小板/(10^{9}·L^{-1})</td><td>500～1 000</td><td>500～1 000</td><td>680～870</td><td>380～520</td><td>100～500</td><td>100～600</td></tr>
<tr><td colspan="2">白细胞总数/(10^{9}·L^{-1})</td><td>6.0～10.0</td><td>6.0～15.0</td><td>8.0～12.0</td><td>7.0～11.3</td><td>14.0～18.0</td><td>9.0～13.0</td></tr>
<tr><td rowspan="5">白细胞分类/%</td><td>中性</td><td>12～44</td><td>9～34</td><td>22～50</td><td>26～52</td><td>44～82</td><td>62～80</td></tr>
<tr><td>嗜酸</td><td>0～5</td><td>1～6</td><td>5～12</td><td>1～4</td><td>2～11</td><td>2～24</td></tr>
<tr><td>嗜碱</td><td>0～1</td><td>0～1.5</td><td>0～2</td><td>1～3</td><td>0～0.5</td><td>0～2</td></tr>
<tr><td>淋巴</td><td>54～85</td><td>65～84</td><td>36～64</td><td>30～82</td><td>15～44</td><td>10～28</td></tr>
<tr><td>大单核</td><td>0～15</td><td>0～5</td><td>3～13</td><td>1～4</td><td>0.5～0.7</td><td>3～9</td></tr>
</table>

附录 3

实验动物非挥发性麻醉药的剂量

药物及常用的溶液浓度	剂量/(mg·kg^{-1})								麻醉持续时间与特点
	蛙	小鼠	大鼠	豚鼠	家兔	猫	狗	鸡	
乌拉坦(20%～25%)	1 000(淋巴囊)	1 000～1 500(ip)	1 000～1 500(ip)	1 000～1 500(ip)	1 000～1 200(iv) 1 000～1 500(ip)	1 200～1 500(ip)			2～4 h,对呼吸和神经反射影响小,但可降低血压
戊巴比妥钠(1%～4%)		45～50(ip)	40～50(ip)	40～50(ip)	20～25(iv) 30～40(ip)	30～40(ip)	25～30(iv) 30～40(ip)	40～50(im)	2～4 h,注射后作用迅速,一般最常用,肌松不够完全
硫喷妥钠(2%～4%)					20～30(iv)	30～50(ip)	20～30(iv)		约15 min,静脉注射作用立即出现,常用于手术动物

续表

药物及常用的溶液浓度	剂量/(mg·kg^{-1})								麻醉持续时间与特点
	蛙	小鼠	大鼠	豚鼠	家兔	猫	狗	鸡	
苯巴比妥钠(10%)						140~160(ip)	90~120(iv)	200(im)	8~12 h,需经15~20 min才进入麻醉,麻醉较稳定
氯醛糖+乌拉坦(混合溶液含氯1%、乌7%)					氯65+乌450(iv或ip)	氯65+乌450(ip)			5~6 h,对神经反射及心血管的影响较小

附录 4

药物浓度表示法及剂量换算法

一、药物浓度表示法

药物的质量以“克”为基本单位，容量以“毫升”为基本单位，这是衡量的公制，现将公制列表如下（附表 4-1）：

附表 4-1　公制重量与容量表

单位名称	简写符号	折　算	注
微克	μg(r)	1/1 000 毫克	—
毫克	mg		—
克	g	1 000 毫克	0.3 旧市钱
千克（公斤）	kg	1 000 克	2 市斤
毫升	mL	1/1 000 升	—
升	L	1 000 毫升	—

药物浓度是指一定量液体或固体制剂中所含主药的分量。常用以下几种表示法：

1. 百分浓度

百分浓度是按每 100 份溶液或固体制剂所含药物的分数来表示浓度，简写为%。由于药物和溶液的量可以用体积和质量表示，因而有 3 种不同的表示百分浓度的方法：

（1）质量/体积（W/V）法：即每 100 mL 溶液中含药物的克数，如 5% 葡萄糖即每 100 mL 含葡萄糖 5 g。此法最常用，不加特别注明的药物百分浓度即指此法。

（2）质量/质量（W/W）法：即每 100 g 制剂中含药物克数，适用于固体、半固体药物，如 10% 氧化锌软膏 100 g 含氧化锌 10 g。

（3）体积/体积（V/V）法：即 100 mL 溶液中含药物的毫升数。适用于液体药物，如消毒用 75% 乙醇，即为 100 mL 中含无水乙醇 75 mL，相当于 W/W 法 70% 乙醇。

2. 比例浓度

常用于表示稀溶液的浓度，例如 1∶ 5 000 高锰酸钾溶液是指 5 000 mL 溶液中包含高锰酸钾 1 g；1∶ 1 000 肾上腺素即 0.1% 肾上腺素。

3. 克分子浓度(M)

1L 溶液中所含溶质的克分子数称为该溶液的克分子浓度。如 0.1 M NaCl 溶液表示 100 mL中含 NaCl 5.844 g(NaCl 分子量 58.44)。

4. 克当量浓度(N)

1L 溶液中含有溶质的克当量数称为该溶液的克当量浓度。如 1 N H_2SO_4表示 1 000 mL 中含 49 g H_2SO_4(H_2SO_4的分子量为 98)。

二、剂量换算法

(1)动物实验所用药物的剂量,一般按 mg/kg(或 g/kg)计算,应用时须从已知药液浓度换算出相当于每千克体重应注射的药液量(mL),以便于给药。

例:小白鼠体重 18 g,腹腔注射盐酸吗啡 10 mg/kg,药浓度为 0.1%,应注射多少容量(mL)?

计算方法:0.1% 的溶液每毫升含药物 1 mg,与剂量 10 mg/kg 相当的容积为 10 mg/kg 小白鼠体重为18 g,换算成千克为 0.018 kg,故 10 mL × 0.018 = 0.18 mL。

小白鼠常以 mg/10 g 计算,换算成容积时也以 mL/10 g 计算,较为方便,上例 18 g 重小鼠注射 0.18 mL,相当以 0.1 mL/10g,再计算给其他小白鼠药量时很方便。如 20 g 体重小白鼠,给药 0.2 mL,以此类推。

(2)在动物实验中有时需根据药物的剂量及某种动物给药途径的药液容量,然后配制相当的浓度便于给药。

例:给兔静脉注射苯巴比妥钠 80 mg/kg,注射量为 1 mg/kg,应配制苯巴比妥钠的浓度是多少?

计算方法:80 mg/kg 相当于 1 mL/kg,因此 1mL 药液应含 80 mg 药物,换算成百分浓度即 100 mL 含 8 g,故应配成浓度为 8% 的苯巴比妥钠。

附录 5
药理学实验教学大纲

药理学是一门应用性很强的学科，是药学的重要组成部分。实践教学着力于验证药物作用，培养学生的动手能力及观察、分析和解决问题的能力。

一、实验目的

1. 理论联系实际，验证理论，丰富学生的感性知识，巩固药理学的基本理论知识。
2. 熟悉药理学实践的一般知识，熟练掌握药理学基本实践操作，培养学生的实际动手能力。
3. 学会实验常用动物的捉拿及给药方法。
4. 培养学生正确观察药物的作用及影响药物作用的因素。
5. 掌握实验室常见问题的处理方法，逐步养成态度认真，实事求是，学风严谨的良好素质。

二、实验地点

药理实验室。

三、实验活动

1. 实验准备　仪器设备、药品试剂、实验动物等。
2. 预习　阅读实验讲义。
3. 实验指导　实验前讲解，实验过程中教师巡回指导。
4. 实验操作　规范操作并观察、记录。
5. 分析总结　完成实验报告。
6. 评价　批阅实验报告并讲评。

四、实验教学内容与要求

<table>
<tr><th rowspan="2">序号</th><th rowspan="2">实验项目</th><th rowspan="2">实验内容</th><th rowspan="2">实验要求</th><th colspan="3">实验用品</th><th rowspan="2">学时</th></tr>
<tr><th>仪器</th><th>试药</th><th>动物</th></tr>
<tr><td>1</td><td>实验动物的捉持法和给药法</td><td rowspan="3">1. 材料、药品、动物准备
2. 给药
3. 观察、记录</td><td>学会</td><td rowspan="3">玻璃钟罩、天平、注射器</td><td rowspan="3">水合氯醛
回苏灵</td><td rowspan="3">小白鼠</td><td rowspan="3">3</td></tr>
<tr><td>2</td><td>药物剂量对药物作用影响</td><td>熟练掌握</td></tr>
<tr><td>3</td><td>不同给药途径对药物作用影响</td><td>学会</td></tr>
<tr><td>4</td><td>传出神经药对平滑肌的作用</td><td>1. 材料、药品、动物准备
2. 给药
3. 观察、记录</td><td>熟练掌握</td><td>天平、注射器、兔固定器</td><td>毛果芸香碱
阿托品</td><td>家兔</td><td>1</td></tr>
<tr><td>5</td><td>苯巴比妥的抗惊厥作用</td><td rowspan="2">1. 材料、药品、动物准备
2. 给药
3. 观察、记录</td><td>熟练掌握</td><td rowspan="2">玻璃钟罩、天平、注射器</td><td rowspan="2">苯巴比妥
尼可刹米
乙醚</td><td rowspan="2">小白鼠</td><td rowspan="2">2</td></tr>
<tr><td>6</td><td>乙醚麻醉作用</td><td>学会</td></tr>
<tr><td>7</td><td>氯丙嗪的镇静和降温作用</td><td>1. 材料、药品、动物准备
2. 给药
3. 观察、记录</td><td>—</td><td>冰箱
电子天平或托盘天平 1 台
1mL 注射器
电子体温计</td><td>氯丙嗪生理盐水
凡士林</td><td>小白鼠</td><td>1</td></tr>
<tr><td>8</td><td>热板法测试颅痛定的镇痛作用</td><td>1. 材料、药品、动物准备
2. 给药
3. 观察、记录</td><td>学会</td><td>电子天平或托盘天平 1 台
注射器
热板仪</td><td>颅痛定</td><td>小白鼠</td><td>2</td></tr>
<tr><td>9</td><td>扭体法测试安痛定的镇痛作用</td><td>1. 材料、药品、动物准备
2. 给药
3. 观察、记录</td><td>熟练掌握</td><td>电子天平或托盘天平 1 台
1 mL 注射器
苦味酸 1 瓶
棉签 1 根</td><td>冰醋酸安痛定</td><td>小白鼠</td><td>1</td></tr>
<tr><td>10</td><td>药物的抗炎作用(足肿胀法)</td><td>1. 材料、药品、动物准备
2. 给药
3. 观察、记录</td><td>学会</td><td>大鼠固定器 1 台
1 mL 注射器 3 支
足趾容积测量仪
苦味酸 1 瓶
棉签 1 根</td><td>鲜蛋清氢化可的松</td><td>小白鼠</td><td>2</td></tr>
</table>

续表

<table>
<tr><th rowspan="2">序号</th><th rowspan="2">实验项目</th><th rowspan="2">实验内容</th><th rowspan="2">实验要求</th><th colspan="3">实验用品</th><th rowspan="2">学时</th></tr>
<tr><th>仪器</th><th>试药</th><th>动物</th></tr>
<tr><td>11</td><td>药物的抗炎作用（耳片法）</td><td>1. 材料、药品、动物准备
2. 给药
3. 观察、记录</td><td>学会</td><td>称量纸 1 张
打孔器 1 支
眼科镊 1 把
打孔垫 1 个
手术剪 1 把
1mL 注射器 3 支</td><td>二甲苯地塞米松</td><td>小白鼠</td><td>2</td></tr>
<tr><td>12</td><td>枸橼酸钠的抗凝血作用</td><td>1. 材料、药品、动物准备
2. 给药
3. 观察、记录</td><td>学会</td><td>试管
试管架
1mL 注射器
秒表
免固定箱（或台）</td><td>枸橼酸钠
生理盐水
酒精</td><td>家兔</td><td>1</td></tr>
<tr><td>13</td><td>链霉素的毒性反应及其解救</td><td>1. 材料、药品、动物准备
2. 给药
3. 观察、记录</td><td>学会</td><td>电子天平 1 台
1mL 注射器
玻璃钟罩</td><td>氯化钙
链霉素
生理盐水</td><td>小白鼠</td><td>1</td></tr>
<tr><td>14</td><td>抗心律失常药药理学作用</td><td rowspan="2">观察</td><td rowspan="2">学会</td><td rowspan="2">录像</td><td rowspan="2">—</td><td rowspan="2"></td><td rowspan="2">2</td></tr>
<tr><td>15</td><td>不同药物利尿作用的观察与比较</td></tr>
<tr><td>16</td><td>抗休克药物应用处方分析</td><td rowspan="3">处方分析</td><td rowspan="3">学会</td><td rowspan="3">讨论</td><td rowspan="3">—</td><td rowspan="3"></td><td rowspan="3">2</td></tr>
<tr><td>17</td><td>抗心绞痛药药理学作用</td></tr>
<tr><td>18</td><td>抗生素作用、毒性的比较</td></tr>
</table>

五、说明

1. 实验项目　共列出 13 个实验操作项目，另有 5 个项目通过观看录像、处方分析两种形式进行。
2. 实验内容　主要为常见药物的作用观察。
3. 实验要求　熟练掌握、学会等。
4. 实验用品　实验所用的仪器、设备、药品、试剂、动物等。
5. 实验考核　依据课程实验考试大纲进行。

附录6 药理学实验考试大纲

依据药理学课程标准,结合执业药师考试及药学专业相关资格考试,通过综合考核来评价学生是否掌握药理学的基本理论、基本知识和基本技能,能否对常用药物合理应用进行检测。实践部分通过实践操作、实践报告和理论考试等多种形式对学生的职业素养、专业知识和技能进行综合考评。

一、考核内容

1. 药理学实验动物捉拿及给药方法。
2. 中枢兴奋药、抑制药药理实验观察。
3. 抗生素作用、毒性的比较。

二、考核项目及评定标准

考核项目	评分标准	应得分	扣分	扣分理由
药理学实验动物捉拿及给药方法	1. 着装整洁(衣、帽、鞋),穿着规范(1分) 2. 家兔的捉拿方法及注意事项(4分) 3. 家兔的肌内注射部位及注射方法(5分) 4. 家兔的耳静脉注射部位、注射方法及注意事项(5分) 5. 小白鼠的捉拿方法(5分) 6. 小白鼠的腹腔注射方法及注意事项(5分) 7. 小白鼠的皮下注射方法及注意事项(5分)	30分		

续表

考核项目	评分标准	应得分	扣分	扣分理由
中枢兴奋药及中枢抑制药药理实验观察	1. 着装整洁(衣、帽、鞋),穿着规范(1 分) 2. 实验用品准备(4 分) 3. 小白鼠的称重、苯巴比妥及生理盐水药量计算及取药(5 分) 4. 小白鼠分别腹腔注射苯巴比妥及生理盐水(5 分) 5. 观察小白鼠药物反应及记录(5 分) 6. 分别注射尼可刹米及观察药物反应及记录(5 分) 7. 分析实验结果原理(5 分)	30 分		
抗生素作用、毒性比较	1. 抗生素种类(2 分) 2. 每类抗生素常用药物(2 分) 3. 常用抗生素抗菌作用特点(10 分) 4. 每种常用抗生素不良反应(8 分) 5. 常用抗生素临床合理选用依据(10 分) 6. 常用抗生素不良比较(8 分)	40 分		

三、说明

1. 考核项目共计 3 项,其中“抗生素作用、毒性比较”项为每人(组)必选内容,另外在两项中任选一项,即每人(组)实践考核内容为两项。考核时由学生抽签决定考核内容。

2. 抗生素作用、毒性比较为讨论项目,可用口述或笔答。

3. 实践考核结束后,要在预习报告的基础上完成实践考核报告,并按要求整理实践用品及实验室环境。指导教师当场评分。

4. 本实践考核成绩可逐步纳入期末考试成绩中计算。理论考试成绩占 70%,实践考核成绩占 30%(两项实践考核 20 分,实践报告 10 分)。

主要参考书目

[1] 陈建国. 药理学[M]. 4 版. 北京：科学出版社,2020.
[2] 樊一桥. 药理学实验[M]. 北京：中国医药科技出版社,2008.
[3] 张虹,秦红兵. 药理学[M]. 3 版. 北京：中国医药科技出版社,2017.
[4] 谭雄安. 药理学[M]. 2 版. 北京：人民卫生出版社, 2010.
[5] 罗跃娥,樊一桥. 药理学[M].3 版. 北京：人民卫生出版社,2018.

实验报告

实验2　药物剂量对药物作用的影响

专业________________班级________________学号________________姓名________________
组号______________ 实验合作者 ________________________________ 实验时间 ______________

一、实验目的

二、实验原理

三、实验过程与结果分析

不同剂量水合氯醛对小鼠作用的差异

鼠号	体重/g	剂量/mL	潜伏期	给药前表现	给药后表现
1					
2					
3					
4					

四、实验小结与讨论(综合分析、得出结论,讨论成功与失败、问题与不足、意见与建议或改进措施等)

五、思考题

报 告 人 ______________
报告时间 ______________

六、教师评语及成绩

教师签名________________　　　年　　月　　日

实验3　不同给药途径对药物作用的影响

专业________ 班级________ 学号________ 姓名________
组号________ 实验合作者________ 实验时间________

一、实验目的

二、实验原理

三、实验过程与结果分析

不同给药途径回苏灵对动物产生惊厥作用潜伏期的影响

鼠号	体重/g	药量/mL	给药途径	潜伏期/min	惊厥程度
甲					
乙					
丙					

四、实验小结与讨论（综合分析、得出结论，讨论成功与失败、问题与不足、意见与建议或改进措施等）

五、思考题

报 告 人 ______________

报告时间 ______________

六、教师评语及成绩

教师签名________________ 年 月 日

实验4　传出神经药对平滑肌的作用

专业________________班级________________学号________________姓名________________

组号______________ 实验合作者 ______________________________ 实验时间 ________________

一、实验目的

二、实验原理

三、实验过程与结果分析

药物对实验家兔瞳孔的影响

眼睛	药物	给药前		给药后	
		瞳孔大小/mm	对光反射	瞳孔大小/mm	对光反射
左眼	毛果芸香碱				
右眼	阿托品				

四、实验小结与讨论（综合分析、得出结论，讨论成功与失败、问题与不足、意见与建议或改进措施等）

五、思考题

报 告 人 ______________

报告时间 ______________

六、教师评语及成绩

教师签名______________ 年 月 日

实验5　苯巴比妥的抗惊厥作用

专业＿＿＿＿＿＿班级＿＿＿＿＿＿学号＿＿＿＿＿＿姓名＿＿＿＿＿＿
组号＿＿＿＿＿＿实验合作者＿＿＿＿＿＿＿＿＿＿实验时间＿＿＿＿＿＿

一、实验目的

二、实验原理

三、实验过程与结果分析

苯巴比妥的抗惊厥作用

鼠号	体重/g	剂量/mL			结果
		苯巴比妥钠	生理盐水	尼可刹米	
甲			—		
乙		—			

四、实验小结与讨论（综合分析、得出结论，讨论成功与失败、问题与不足、意见与建议或改进措施等）

五、思考题

报 告 人 ______________

报告时间 ______________

六、教师评语及成绩

教师签名________________ 年 月 日

实验6　乙醚麻醉作用

专业________________班级________________学号________________姓名________________
组号______________ 实验合作者 ________________________________ 实验时间 ________________

一、实验目的

二、实验原理

三、实验过程与结果分析

乙醚的全身麻醉效果观察

诱导期(开始吸入-卧倒)		麻醉期(开始麻醉-恢复)	
起止时间	活动情况	起止时间	活动情况

四、实验小结与讨论（综合分析、得出结论，讨论成功与失败、问题与不足、意见与建议或改进措施等）

五、思考题

报 告 人 ______________

报告时间 ______________

六、教师评语及成绩

教师签名________________　　　年　　月　　日

实验7　氯丙嗪的镇静和降温作用

专业________ 班级________ 学号________ 姓名________
组号________ 实验合作者________ 实验时间________

一、实验目的

二、实验原理

三、实验过程与结果分析

氯丙嗪的镇静和降温作用

鼠号	药物	环境	体温/℃		活动情况	
			给药前	给药后 30 min	给药前	给药后 30 min
1	0.08% 盐酸氯丙嗪溶液	冰箱				
2	0.08% 盐酸氯丙嗪溶液	室温				
3	生理盐水	冰箱				
4	生理盐水	室温				

四、实验小结与讨论（综合分析、得出结论，讨论成功与失败、问题与不足、意见与建议或改进措施等）

五、思考题

报 告 人 ______________

报告时间 ______________

六、教师评语及成绩

教师签名______________　　　年　　月　　日

实验 8　热板法测试颅痛定的镇痛作用

专业________　班级________　学号________　姓名________
组号________　实验合作者________________　实验时间________

一、实验目的

二、实验原理

三、实验过程与结果分析

颅痛定的镇痛作用(热板法)

组别	剂量	动物数	药前平均痛阈值/s	药后平均痛阈值/s			药后痛阈值提高百分率/%		
				15 min	30 min	45 min	15 min	30 min	45 min
甲鼠组	0.2%颅痛定混悬液 0.15 mL/10g	2							
乙鼠组	生理盐水 0.15 mL/10g	2							

四、实验小结与讨论（综合分析、得出结论，讨论成功与失败、问题与不足、意见与建议或改进措施等）

五、思考题

报 告 人 ______________

报告时间 ______________

六、教师评语及成绩

教师签名________________ 年 月 日

实验9　扭体法测试安痛定的镇痛作用

专业________班级________学号________姓名________
组号________实验合作者________实验时间________

一、实验目的

二、实验原理

三、实验过程与结果分析

安痛定对小鼠的镇痛作用(扭体法)

组　别	鼠号	体　重	药物与剂量	疼痛潜伏期	潜伏期均值	15 min 内扭体次数	15 min 内扭体次数均值
安痛定组	1						
	2						
对照组	1						
	2						

四、实验小结与讨论(综合分析、得出结论,讨论成功与失败、问题与不足、意见与建议或改进措施等)

五、思考题

报 告 人 ______________

报告时间 ______________

六、教师评语及成绩

教师签名________________ 年 月 日

实验10　药物的抗炎作用(足肿胀法)

专业________班级________学号________姓名________
组号________实验合作者________实验时间________

一、实验目的

二、实验原理

三、实验过程与结果分析

氢化可的松对大鼠足跖肿胀的影响

鼠号	体重/g	药物	药量/mL	正常右后足跖容积	致炎后足跖肿胀度/mL			致炎后足跖肿胀率/%		
					15 min	30 min	45 min	15 min	30 min	45 min
甲										
乙										

四、实验小结与讨论（综合分析、得出结论，讨论成功与失败、问题与不足、意见与建议或改进措施等）

五、思考题

报 告 人 ______________

报告时间 ______________

六、教师评语及成绩

教师签名______________ 年 月 日

实验11　药物的抗炎作用(耳片法)

专业________ 班级________ 学号________ 姓名________
组号________ 实验合作者________ 实验时间________

一、实验目的

二、实验原理

三、实验过程与结果分析

地塞米松对小鼠耳片肿胀重的影响

组别	鼠号	体重/g	药　物	剂　量	耳片重				各组肿胀率平均值
					右	左	肿胀度	肿胀率	
甲	1		生理盐水						
	2								
乙	1		地塞米松						
	2								

四、实验小结与讨论（综合分析、得出结论，讨论成功与失败、问题与不足、意见与建议或改进措施等）

五、思考题

报 告 人 ______________

报告时间 ______________

六、教师评语及成绩

教师签名________________ 年 月 日

实验12　枸橼酸钠的抗凝血作用

专业＿＿＿＿＿＿班级＿＿＿＿＿＿学号＿＿＿＿＿＿姓名＿＿＿＿＿＿
组号＿＿＿＿＿＿实验合作者＿＿＿＿＿＿＿＿＿＿实验时间＿＿＿＿＿＿

一、实验目的

二、实验原理

三、实验过程与结果分析

枸橼酸钠的抗凝血作用

试管编号	药物及剂量	血液量/mL	凝血时间/s
1	4% 枸橼酸钠溶液 0.5 mL		
2	生理盐水 0.5 mL		

四、实验小结与讨论（综合分析、得出结论，讨论成功与失败、问题与不足、意见与建议或改进措施等）

五、思考题

报 告 人 ______________
报告时间 ______________

六、教师评语及成绩

教师签名________________ 年 月 日

实验13　链霉素的毒性反应及其解救

专业________________班级________________学号________________姓名________________

组号______________ 实验合作者 ______________________________ 实验时间 ______________

一、实验目的

二、实验原理

三、实验过程与结果分析

链霉素的毒性反应及其解救

鼠号	指标变化(呼吸、肌张力、翻正反射)			
	用药前	用链霉素后	用氯化钙后	用生理盐水后
1				—
2			—	

四、实验小结与讨论（综合分析、得出结论，讨论成功与失败、问题与不足、意见与建议或改进措施等）

五、思考题

报 告 人 ______________
报告时间 ______________

六、教师评语及成绩

教师签名________________ 年 月 日